AF468068

RAPPORT

SUR LA

TUBERCULOSE PULMONAIRE

BRONCHITE CHRONIQUE

DILATATION DES BRONCHES BRONCHORRHÉES

Traitement par le Gaïacol iodoformé

(CAPSULES SÉRAPHON AU GAIACOL IODOFORMÉ)

PAR

M. LE Dr PICOT

PROFESSEUR A LA FACULTÉ DE MÉDECINE DE BORDEAUX
MEMBRE CORRESPONDANT DE L'ACADÉMIE DE MÉDECINE DE PARIS

BORDEAUX
IMPRIMERIE DU MIDI
91 — Rue Porte-Dijeaux — 91

1890

RAPPORT

SUR LA

TUBERCULOSE PULMONAIRE - BRONCHITE CHRONIQUE

Dilatation des Bronches-Bronchorées

Traitement par le Gaïacol Iodoformé

PAR M. LE PROFESSEUR PICOT

Membre correspondant de l'Académie de médecine

On sait que la créosote est entrée depuis longtemps déjà dans le traitement courant de la tuberculose pulmonaire et de la bronchite chronique accompagnée ou non de dilatation des bronches. Cette substance avait été expérimentée tout d'abord par Reichenbach qui l'avait découverte et en avait reconnu les propriétés antiputrides. Il l'avait tout d'abord employée à l'extérieur dans les pansements ; puis encouragé par les succès obtenus, l'avait donnée aux phtisiques qui crachaient du sang. Cependant après une période d'engouement passager, ce médicament, à la suite de quelques désillusions, tomba dans le discrédit, malgré les succès obtenus par Granjean (1834), Werbeeck (1852) Martin Solon Kœhler, de Berlin (1835) regarda la créosote non seulement comme inutile, mais même comme dangereuse dans le traitement de la phtisie pulmonaire et Petrequin de Lyon prétendit même qu'elle favorise les hémoptysies, amène de l'ardeur du côté des voies digestives, fait vomir, inspire du dégoût, donne des bouffées de chaleur à la face et aggrave l'état général.

Cependant, en 1877, MM. Gimbert et Bouchard reprirent l'étude thérapeutique de la créosote dans le traitement de la phtisie pulmonaire et sur 93 malades traités soit à Paris, soit à Cannes obtinrent 25 guérisons apparentes, 29 améliorations, 18 insuccès et 21 morts. Chez les sujets guéris ils constatèrent la disparition de la toux et de l'expectoration, la cessation de la fièvre et de la consomption, le retour de l'embonpoint et la suppression des râles bullaires.

Chez les sujets améliorés, ils notèrent avec l'arrêt de la consomption le retour de l'embonpoint, la diminution de la toux et de l'expectoration, le tout accompagnant une certaine diminution ou le maintien du *statu quo* dans les signes physiques. D'après ces auteurs la créosote aurait une action topique sur les bronches ; elle est applicable à la thérapeutique de tous les degrés de la tuberculose et l'intolérance de l'estomac est seule une contre indication à son emploi.

Depuis lors, nombre de cliniciens ont vanté les effets de la créosote dans le traitement des maladies des voies respiratoires et surtout dans celui de la tuberculose pulmonaire. Il n'y a pas lieu de citer tous les travaux qui ont paru sur ce sujet. Je dirai cependant que Fraentzel a beaucoup insisté sur la valeur de ce médicament qui, suivant lui, relève l'appétit, diminue les troubles gastriques, la toux et l'expectoration sans cependant amener la diminution des bacilles contenus dans les crachats. Toutefois l'auteur avoue que sur 50 tuberculeux il y en a eu 24 chez qui l'administration de cette substance a dû être suspendue en raison des accidents suivants : nausées (2 fois), vomissements et inappétence (4 fois), crampes d'estomac (6 fois), quintes de toux violentes (1), diarrhée (8 fois). J'ajouterai que Guttmann

(1) Sahli (*Corresp. Blatt. für. Schw. Aerzte*, 15 octobre 1887).

qui a traité 52 phtisiques par la créosote, on a été fort satisfait.

Pour mon propre compte, j'ai prescrit la créosote dans mon service de clinique à l'hôpital Saint-André pendant près de six ans et je l'ai donné à un nombre considérable de malades. Tantôt j'ai donné le médicament sous forme de capsules, tantôt sous forme de vin créosoté. Or je dois dire que chez plus de la moitié des sujets j'ai observé des accidents plus ou moins sérieux du côté de l'appareil digestif, accidents consistant en nausées, vomituritions, vomissements, diarrhée, qui m'ont forcé d'interrompre et même de supprimer totalement la médication créosotée. Malgré des tentatives d'accoutumance au médicament par la diminution des doses, tentatives répétées à quatre, cinq reprises, plus de la moitié des malades ne pouvaient le supporter. Quant à ceux chez qui la tolérance s'établissait bien, jamais je n'ai vu la créosote amener une diminution dans les vomissements des phtisiques. Ce que j'ai remarqué c'est la diminution de la fièvre, de la toux et des crachats, ainsi que chez un très petit nombre de sujets (environ 6 pour cent) une diminution notable dans les craquements perçus dans la poitrine. Ceux-là sortaient en réalité améliorés de mon service. Je crois donc que la médication par la créosote est très utile chez les tuberculeux qui tolèrent le médicament.

Or, en 1887 (1), M. Sahli est venu faire voir que contrairement à la créosote de houille, la créosote de hètre ne contient pas de phénol et que son principal élément constituant est le gaïacol, le second élément est le créosol.

Le gaïacol est l'éther méthylique de la pyrocatéchine; il a pour formule C^7, H^8, O^2. C'est un liquide huileux, incolore et très réfringent d'une odeur aromatique spéciale très prononcée. Il est soluble dans 200 parties d'eau et se mélange bien à l'alcool, à l'éther et au sulfure de carbone. Ce serait, d'après M. Sahli, le principe actif de la créosote et il ne possèderait pas les propriétés irritantes de cette substance. Aussi, après avoir reconnu l'inconstance et l'impureté des créosotes du commerce, cet auteur a-t-il eu l'idée d'employer, au lieu de la créosote, le gaïacol qui est un corps chimiquement pur et bien défini.

Chez les phtisiques, M. Sahli a donné le gaiacol après les repas et sous forme d'une potion préparée d'après la formule suivante : Gaïacol 1 à 2 grammes ; esprit de vin 20 grammes ; eau 180 grammes, et dont les malades, après chaque repas, prennent une cuillerée à café ou une cuillerée à soupe dans un verre d'eau. D'après ses expériences cliniques l'auteur, conclut que dans la phtisie au début le gaïacol calme les quintes de toux, facilite les crachats diminue l'expectoration, augmente l'appétit et relève l'état général. Le goût et l'odeur du gaïacol sont moins désagréables que l'odeur et le goût de la créosote. Son usage, comme celui de cette dernière substance doit être continué pendant plusieurs mois.

M. Fraentzel qui a aussi employé le gaïacol dans un grand nombre de cas a constaté aussi qu'il avait de réels avantages sur la créosote. Il a donné également un vin médicinal d'après la formule suivante ; gaïacol, 13 gr. ; teinture de gentiane, 30 grammes ; alcool rectifié 180 gr. vin de Xérés Q. S et qu'il fait prendre trois fois par jour à la dose d'une cuillerée à soupe dans de l'eau.

Enfin M. Horner, de Zwickau, administre le gaïacol sous forme pilulaire. Chacune de ses pilules contient 0,045 milligrammes de gaïacol et il en donne de trois à dix par jour. Les résultats qu'il a obtenus sont excellents. Quand la maladie était à ses débuts ou peu avancée, il a obtenu la guérison et une grande amélioration dans les cas anciens. L'expectoration diminue beaucoup et même l'auteur a constaté une notable diminution dans la quantité de bacilles contenus dans les crachats.

On sait que l'*Iodoforme* a été découvert par Seuillac en 1822 et que la première étude sérieuse de son action physiologique et de ses propriétés thérapeutiques est due à M. le Dr Maillard. Administré à l'intérieur et à doses modérées, de 10 à 20 centigrammes il augmente l'appétit, mais si la dose est portée d'un seul coup à 50 centigrammes il peut produire des nausées, des vomissements et de la diarrhée. L'iodoforme est facilement absorbé et, d'après Righini, on le trouve facilement dans le sang, la sueur, le lait, les larmes, les urines, la bile, l'air expiré, l'eau de l'amnios et même le sang de la menstruation.

C'est en 1853 que M. Giovanni Righini a essayé pour la première fois l'iodoforme, dans le traitement de la tuberculose; on ne peut cependant tirer aucune conclusion de ses recherches thérapeutiques parce que les malades traités n'ont pas été suivis assez longtemps. Plus tard, Moleschott, le préconisa également. Mais ce fut surtout contre les tuberculoses locales qu'il fut employé. Mosetig, Gussenbauer, Leisrink, Mikulicz, Maske firent avec lui des pansements dans les tuberculoses osseuses et articulaires et obtinrent des guérisons rapides. De même dans les cas d'abcès froids, dans ceux d'adénite scrofulo-tuberculeuse, employé comme moyen de pansement ou bien encore en injections parenchymateuses, ce médicament a rendu de très grands services. Enfin, dans ces derniers temps, on est même allé jusqu'à s'en servir dans le traitement chirurgical de la péritonite tuberculeuse et de nombreux succès lui sont dus. Ce médicament paraît donc doué de propriétés spécifiques contre les processus fongueux et tuberculeux.

Je n'ai pas l'intention d'allonger cet article en faisant un historique complet des tentatives faites pour combattre la tuberculose pulmonaire par l'iodoforme. Je ne veux que relater quelques faits récents :

En 1888, M. Gustewen Ruyter, continuant ses études sur l'iodoforme, a montré que par lui-même, il ne jouit pas de propriétés anti-parasitaires, mais qu'au contact des liquides de l'organisme, ou bien quand il est en dissolution, il se décompose et donne alors naissance à des produits microbicides. C'est ainsi que des plaies faites à des rats ou à des cobayes et ensemencées avec des cultures septiques étaient mortelles quand on les soupoudrait simplement d'iodoforme, tandis qu'elles guérissaient quand elles étaient traitées par la solution éthéro-alcoolique de cette substance.

En 1888, MM. Chauvin et Jorissenne ont présenté au Congrès de la tuberculose les résultats qu'ils ont obtenus dans le traitement de la phtisie par l'iodoforme. Diminution de l'expectoration et des sueurs, retour de l'appétit et des forces, réapparition de l'embonpoint furent les premiers résultats qu'ils constatèrent. Dans neuf cas de tuberculose des sommets à la première période, ils ont vu survenir rapidement une guérison réelle ou apparente. Chez un sujet atteint de tuberculose aigue caractérisée par la sub-matité des deux sommets, les crachats purulents, les hémoptysies, la présence du bacille de Koch, l'anorexie, la fièvre, les sueurs nocturnes et le dépérissement, le traitement par l'iodoforme a donné un résultat complet. Ces auteurs attirent aussi l'attention du Congrès sur la possibilité d'enrayer, au moyen de l'iodoforme, la marche de la tuberculose au début de la deuxième période, quand commence le ramollissement des masses tuberculeuses. Des cas favorables se sont montrés à leurs observations.

Enfin, à part les périodes extrêmes de la maladie, ils pensent encore que, quand le ramollissement existe, si le malade n'est pas trop affaibli, l'iodoforme est très utile pour diminuer et modifier les excrétions pulmonaires et ils citent à l'appui des observations qui sont très encourageantes.

Les mêmes auteurs ont essayé l'iodoforme dans le traitement des hémoptysies et ils ont obtenu des succès vraiment remarquables avec ce médicament. Il considèrent donc l'iodoforme comme supérieur à l'ipécacuanha, à l'ergotine et aux astringents, pourvu que l'estomac soit en bon état. Ils insistent sur la nécessité qu'il y a de ne donner que de petites doses (cinq centigrammes à dix centigrammes chaque fois). Enfin ils pensent que le médicament agit en modifiant le tissu des vaisseaux et la muqueuse broncho-pulmonaire. Suivant eux sa volatilité contribue peut-être à créer une atmosphère modificatrice au fond des alvéoles.

C'est en me basant sur ces différents travaux relatifs à la créosote, au gaïacol et à l'iodoforme que j'ai eu l'idée d'associer le gaïacol à l'iodoforme dans le traitement de la tuberculose pulmonaire. Pour administrer facilement ces deux médicaments j'ai fait préparer par **M. SÉRAFON** pharmacien de notre ville, des capsules de gaïacol iodoformé. L'iodoforme se dissout en petite proportion dans le gaïacol et chacune des capsules, dont je donne de deux à quatre où six par jour, après le repas, contient 0 gr. 05 centigrammes de gaïacol et 0 gr. 03 centigrammes d'iodoforme. Voici les résultats que j'ai obtenus :

§ I. LE GAIACOL IODOFORMÉ DANS LE TRAITEMENT DE LA PHTISIE PULMONAIRE

Observation I. — X... 28 ans (salle 15, n° 7) alcoolique, amaigri, tousse depuis deux mois; légère fièvre le soir. A craché du sang à trois reprises. Poitrine : *En avant* et à *droite* : diminution de sonorité, rudesse respiratoire expiration très prolongée, pas de craquements. A *gauche*, mêmes signes. En *arrière* à *droite* ; sub-matité dans les fosses sus et sous épineuses. Respiration soufflante avec craquements fins. Pectoriloquie aphone. A *gauche*, mêmes signes physiques. Toux fréquente quinteuse, crachats 220 grammes par jour, purulents, contenant des bacilles. Appétit diminué, pas de diarrhée, sueurs nocturnes. Du 12 juillet au 1er août le malade prend 4, puis 6 capsules de gaïacol iodoformé. Aucun trouble digestif, diminution de la toux et des crachats qui tombent à 100 grammes après huit jours, retour de l'appétit ; cessation de la fièvre vers le 20 juillet, cessation des sueurs. Le malade quitte l'hôpital le 1er août se disant guéri il ne crache plus que 30 grammes et l'examen montre la disparition des craquements au sommet des poumons.

Observation II. — Bonnemaison, 37 ans, journalier. Père mort d'hémorrhagie pulmonaire, mère bien portante ; est entré salle 15, n° 25, le 9 juillet. Tousse depuis six mois, a craché du sang à deux reprises. Pas de fièvre, toux fréquente, crachats 150 grammes par jour; nombreux bacilles.

Poitrine : *en avant, à droite* : Diminution de sonorité dans les trois premiers espaces intercostaux, craquements humides dans les deux premiers; *à gauche*; craquements humides sur la même hauteur. *En arrière, à droite* : diminution de sonorité dans les fosses, sus et sous-épineuses, nombreux craquements dans la fosse sus-épineuse avec respiration soufflante, pectoriloquie aphone. *A gauche* quelques rares craquements. Appétit conservé, pas de diarrhée. Il prend du gaiacol iodoformé pendant un mois; le médicament est bien toléré; il amène rapidement la diminution de la toux et des crachats qui au 20 juillet ne sont plus que de 80 grammes par 24 heures. Le 2 août il quitte l'hôpital, très amélioré; les craquements humides ont presque disparu partout.

Observation III. — Lagarde, 31 ans, alcoolique, tousse depuis longtemps, entre salle 15, n° 32, le 2 juillet 1889. Il a craché du sang à deux reprises. Amaigrissement. Toux incessante, crachats assez abondants, 150 grammes par jour, bacilles, sueurs nocturnes vers 2 ou 3 heures du matin. Appétit bon, pas de vomissements, pas de diarrhée. Poitrine : En *avant, à droite* et *à gauche* : légère diminution de sonorité dans les deux premiers espaces intercostaux. Respiration saccadée, expiration prolongée. En *arrière, à droite* : submatité dans les fosses sus et sous-épineuses, respiration soufflante, quelques craquements humides; pas de pectoriloquie aphone, à *gauche*, sub-matité dans les fosses sus et sous-épineuses, rudesse respiratoire, pectoriloquie aphone. Le malade prend pendant un mois six capsules de gaiacol iodoformé. La toux disparait presque complètement; les crachats cessent à peu près; il n'y a plus de sueurs nocturnes; le malade engraisse, à sa sortie de l'hôpital on ne trouve plus de râles dans la poitrine mais simplement de la rudesse respiratoire aux deux sommets.

Observation IV. — Laborde 32 ans, entré le 3 juin 1889, salle 15, n° 31, faiencier. Le malade a eu une pleurésie gauche le 7 avril. Elle a guéri par des vésicatoires, mais depuis cette époque il tousse et crache assez abondamment, 120 grammes par jour. Pas d'hémoptysie, amaigrissement notable, sueurs nocturnes localisées plus spécialement sur la poitrine. Peu d'appetit; ni vomissements, ni diarrhée. *Poitrine.* En *avant* et à *droite* : diminution de sonorité dans les trois premiers espaces; respiration saccadée, expiration très prolongée. A *gauche* sub-matité du deuxième espace au cinquième; respiration saccadée; à partir du troisième espace, disparition presque complète du murmure vésiculaire. En *arrière*, à *droite* : sonorité normale, rudesse respiratoire du haut en bas. A *gauche* : sub-matité dans les fosses sus et sous-épineuses. Diminution notable de la sonorité jusqu'à trois travers de doigt au-dessous de l'angle inférieur de l'omoplate où elle reparait normale. Du haut en bas rudesse respiratoire avec nombreux craquements secs. Dans la fosse sus-épineuse, bronchophonie et pectoriloquie aphone.

Du 9 au 12 juillet, le malade prend deux capsules de gaiacol. Aucun trouble digestif, pas de diarrhée ; les sueurs nocturnes disparaissent. A partir du 13 juillet quatre capsules. Le résultat obtenu au 30 juillet est vraiment remarquable. La toux a presque cessé ; le malade ne crache plus, les bacilles ont beaucoup diminué ; sonorité presque normale dans toute l'étendue de la poitrine, diminution de la rudesse respiratoire, disparition des craquements. En somme amélioration totale, presque guérison.

Observation V. — L..., Marie, 39 ans, père mort tuberculeux. Elle a eu trois enfants dont un est mort de méningite tuberculeuse. Le début de sa maladie date de l'été de 1888. Pendant quinze jours, trois mois avant son entrée, salle 6, n° 3, le 15 juillet 1889, elle a craché du sang. *Poitrine.* En *avant*, à *droite* : douleur à la pression, diminution de sonorité, rudesse respiratoire, expiration prolongée, quelques craquements secs surtout après la toux. A *gauche*, état normal. En *arrière*, à *droite* : diminution de sonorité dans les fosses sus ou sous-épineuses, nombreux craquements humides jusqu'à l'angle inférieur de l'omoplate. A *gauche* : état à peu près normal. La langue est bonne, l'appétit conservé, mais après la toux quinteuse la malade a des envies de vomir ; pas de diarrhée, légère fièvre, 38° 5, le soir.

La malade prend des capsules de gaïacol-iodoformé à partir du 9 juillet. A partir du quatrième jour, une amélioration réelle se produit. Les quintes de toux diminuent, et, fait important à signaler, les envies de vomir cessent complètement. En même temps, disparait la petite fièvre du soir. Jusqu'au 31 juillet, la médication est continuée avec un succès qui s'affirme de plus en plus. A cette époque, je constate une amélioration très notable de la respiration la disparition des craquements et un bien-être général accusé par la malade elle-même, qui demande à quitter l'hôpital.

Observation VI. — Catherine D..., domestique, 36 ans, entrée salle 6, n° 9, le 26 juin 1889. A craché du sang pour la première fois il y a trois ans. En avril dernier hémoptysies fréquentes et prolongées. Amaigrissement très prononcé, sueurs nocturnes. Appétit médiocre, pas de vomissements, a eu la diarrhée pendant 15 jours dans ces derniers temps.

Poitrine. En *avant*; diminution de sonorité des deux côtés, à *gauche* respiration saccadée avec expiration prolongée. En *arrière*; à *droite*. Diminution de sonorité dans les fosses sus et sous épineuses ; rudesse respiratoire, expiration prolongée; quelques craquements humides surtout après la toux. A *gauche* ; état à peu près normal. Crache peu, 60 grammes par jour; bacilles.

La malade prend du gaïacol iodoformé à partir du 1er jui-

malades de cette catégorie. Certes je n'ai pas la prétention de dire que les malades dont je viens de rapporter les observations doivent être considérés comme guéris. Il faudrait être dépourvu de toute expérience clinique pour avancer une telle proposition, mais je puis bien dire qu'ils ont été très améliorés, que le gaiacol-iodoformé a apporté un temps d'arrêt dans la marche de leur affection et qu'il a pu faire entrevoir une guérison possible. Tous les cliniciens résonneraient ainsi, mais n'iraient pas plus loin, car ils savent combien sont rares les guérisons de la tuberculose. Mais continuons nos observations.

Observation VIII. — Ch. Jean, 41 ans, boulanger, entre salle 15 n° 30 le 20 juin. Il tousse depuis 1882, est notablement amaigri, a craché du sang un grand nombre de fois. Sueurs nocturnes. Appétit médiocre, pas de vomissements, diarrhée fréquente. Il expectore 250 grammes de crachats par jour; bacilles nombreux. *Poitrine.* En *avant* et à *droite* : matité presque absolue dans les deux premiers espaces intercostaux. Respiration totalement couverte par des râles cavernuleux. A *gauche* : respiration rude, expiration prolongée. En *arrière,* à *droite* : matité compacte jusqu'à l'angle inférieur de l'omoplate, souffle caverneux avec gargouillement dans la fosse sus-épineuse; râles cavernuleux dans la fosse sous-épineuse. Bronchophonie, pectoriloquie aphone. A *gauche* : diminution de sonorité, respiration rude et saccadée presque soufflante dans les fosses sus et sous-épineuses. Grande faiblesse du sujet. Fièvre, 38· 8, le soir.

Le 1er juillet, le malade est pris d'une hémoptysie de moyenne intensité. Il crache du sang rouge pendant toute l'après-midi; le 2 au matin je lui fais donner quatre capsules de gaïacol iodoformé bien que l'hémoptysie continue et même ait un peu augmenté. Le médicament est bien toléré, il ne provoque rien du côté de l'estomac. Dans l'après-midi, l'hémoptysie diminue notablement; le 3 elle persiste encore le matin, mais très notablement diminuée et les crachats sanglants commencent à prendre une coloration noirâtre. L'hémoptysie s'arrête vers 9 heures du soir. Le 4, le malade continue la médication, il expectore encore dans la journée quelques crachats colorés. Tout est fini le 5 et il ne reste plus aucune trace de sang dans les crachats. Je fais continuer le gaïacol iodoformé. Du 5 au 15 juillet le malade dit éprouver une notable amélioration, et de plus la fièvre a cessé; l'appétit est meilleur, les forces sont un peu revenues. Cependant dans l'état de la poitrine, on ne constate aucune modification, seulement la quantité de l'expectoration a diminué et le malade n'expectore plus que de 80 à 100 grammes par 24 heures. Le 20 juillet, il se trouve assez bien et sort de l'hôpital. Il est rentré dans le même état local.

Cette observation est importante en ce sens qu'elle montre que même chez un sujet dont la tuberculose est arrivée à la période des cavernes, non seulement le gaiacol idoformé n'est pas nuisible, mais qu'il rend encore de réels services puisqu'il diminue l'abondance de l'expertoration, qu'il arrête la fièvre et qu'il relève l'état général du sujet. Elle prouve de plus que ce médicament, grâce probablement à l'iodoforme qu'il contient est excellent pour combattre les hémoptysies des tuberculeux.

Observation IX. — S. Marie entre salle 6, n° 35, le 8 juillet 1889. Elle est âgée de 16 ans, a eu une enfance débile et tousse beaucoup depuis le mois de mars. En mai, elle a eu plusieurs hémoptysies. Sueurs nocturnes; diarrhée presque constante. Efforts fréquents de vomissements, mais pas de vomissements. Toux très fréquente, crachats abondants, 150 grammes; bacilles. *Poitrine*. En *avant*, à *droite* : sonorité normale, respiration puérile. A *gauche* : sub-matité dans les trois premiers espaces intercostaux; respiration rude, nombreux craquements humides. En *arrière*, à *droite* : rudesse respiratoire dans les fosses sus et sous-épineuses; respiration soufflante; craquement humides surtout après la toux. La malade prend quatre capsules de gaiacol iodoformé. Au 31 juillet une grande amélioration s'est produite dans l'état général; la malade dit éprouver une sensation de bien-être qu'elle n'avait jamais ressenti depuis le début de son affection. Les envies de vomir ont cessé; la diarrhee a disparu. La toux a beaucoup diminuée. Toutefois on ne constate que fort peu d'amélioration bien sensible dans l'état de la poitrine.

Observation X. — D., 28 ans, entre salle 6, n° 30, le 18 juin. Tousse depuis dix mois, a eu de nombreuses hémoptysies; les règles ont disparu depuis deux mois. Amaigrissement considérable; la toux est presque constante, quinteuse, elle est suivie de vomissements après le repas. Expertoration purulente, 280 grammes par jour; bacilles de Koch. *Poitrine* : en *avant*, à *droite* : sub-matité dans les trois premiers espaces intercostaux, exagération des vibrations thoraciques; respiration très soufflante; nombreux craquements humides. A *gauche* : rudesse respiratoire, expiration prolongée. En *arrière*, à *droite* : sub-matité dans les fosses sus et sous-épineuses. Souffle caverneux avec gargouillement dans la fosse sus-épineuse; craquements humides nombreux dans la fosse sous-épineuse; au-dessous respiration puérile. Voie caverneuse, pectoriloquée aphone. A *gauche* : respiration soufflante dans la fosse sous-épineuse avec craquements humides jusqu'à l'angle inférieur de l'omoplate.

La malade prend quatre capsules de gaïacol iodoformé les deux premiers jours, puis ensuite six par jour. Le premier jour elle vomit comme d'habitude puis les vomissements cessent et ne se renouvellent plus. Elle dit éprouver une grande amélioration dans son état. A partir du 17 juillet l'expectoration diminue de telle sorte que le poids des crachats n'est plus que de 55 grammes à 80 grammes par 24 heures. Le 25 juillet elle sort de l'hôpital avec un état général assez amélioré. Toutefois les signes physiques sont restés les mêmes sauf une légère amélioration de la sonorité de la poitrine en avant et en arrière.

Observation XI. — Ch. Ignace, 41 ans, entre salle 15, n° 10, le 28 juin. Père mort tuberculeux, mère morte d'un accident. A craché du sang à plusieurs reprises. Tousse depuis deux ans. Il est très pâle, émacié, a une diarrhée presque constante, vomit plusieurs fois par jour à la suite de ses quintes de toux. Il transpire abondamment toutes les nuits. *Poitrine* : En *avant* et à *droite* : Bruit de pot fêlé dans les trois premiers espaces intercostaux. Souffle caverneux, voix caverneuse, gargouillement. Au dessous nombreux craquement humides. A *gauche* : Diminution de la sonorité, nombreux craquements humides. En *arrière*, à *droite* : matité dans les fosses sus et sous-épineuses. Souffle amphorique. Gargouillement. Voix amphorique. Au-dessous de l'angle inférieur de l'omoplate, nombreux craquements humides. A *gauche*, sonorité normale; respiration puérile au-dessous de l'angle inférieur de l'omoplate, au-dessus quelques craquements humides.

La malade dont l'état était très grave prend 4 puis 6 capsules de gaïacol iodoformé par jour. Il vomit encore les deux premiers jours, puis les vomissements cessent à partir du troisième jour en même temps que la toux diminue. Cet effet du gaïacol s'est maintenu tout le temps du traitement. Aucune amélioration autre ne s'est cependant produite et le sujet a succombé le 15 septembre.

Observation XII. — D. Henry, 26 ans, menuisier, entré salle 15, n° 38 le 25 juin. Pas d'antécédents héréditaires. Malade depuis trois mois; a eu une pleurésie à cette époque; tousse depuis lors. Pendant les huit jours qui ont précédé son entrée, il a craché du sang tous les jours, mais en petite quantité. Pâleur générale; amaigrissement. Toux fréquente et quinteuse; vomissements alimentaires après les quintes; diarrhée. Expectoration purulente, 150 grammes par jour; bacilles, fièvre le soir, 38°8, 39°2. *Poitrine*. En *avant*, à *droite* :

diminution de sonorité dans les deux premiers espaces intercostaux; rudesse respiratoire, expiration prolongée, craquements humides nombreux. A *gauche* : sonorité presque normale; craquements humides nombreux dans les deux premiers espaces, au-dessous, rudesse respiratoire. En *arrière* sonorité très diminuée des deux côtés dans les fosses sus et sous-épineuses; au-dessous, sonorité normale. A *droite* : rudesse respiratoire avec quelques craquements humides jusqu'à l'angle inférieur de l'omoplate ; au-dessous, respiration puérile. Bronchophonie et pectoriloquie aphone. A *gauche* : craquements très nombreux couvrant toute respiration.

Le malade prend quatre, puis six capsules de gaïacol iodoformé par jour, à partir du 2 juillet 1889.

Les capsules sont bien supportées et dès le troisième jour elles ont fait disparaître les vomissements consécutifs aux quintes de toux ainsi que la diarrhée. Le 13 juillet le malade tousse beaucoup moins; en réalité la quantité de crachats rendus a diminuée et la fièvre vespérale a baissé 38°, 38° 2. Malgré ce mieux être général, la médication n'a toutefois pas arrêté la marche des lésions tuberculeuses car l'examen pratiqué le 31 juillet fait constater les mêmes signes en avant de la poitrine et fait voir qu'en arrière, à droite comme à gauche, des cavernes se sont creusées dans les fosses sus et sous-épineuses. La maladie poursuit son cours pendant tout le mois d'août, amenant la cachexie et le sujet meurt le 5 septembre 1880.

Observation XIII. — Louise D..., 24 ans, entrée salle 6, n° 4, le 2 juillet 1889. Très amaigrie, tousse depuis trois mois, n'a pas eu d'hémoptysies. Toux des plus fréquentes, expertoration abondante, baccilles, vomissements après les quintes de toux. Fièvre hectique, sueurs nocturnes. *Poitrine*. En *avant*, à *droite* : Diminution de sonorité dans les 3 premiers espaces intercostaux; rudesse respiratoire, expiration prolongée, nombreux craquements humides. A *gauche* : respiration puérile. En *arrière*, à *droite* : souffle caverneux dans la fosse sus-épineuse, gargouillement; au-dessous jusqu'à deux travers de doigt au-dessous de l'angle inférieur de l'omoplate craquements humides et râles caverneux couvrant toute la respiration. A *gauche*, mêmes signes, moins le souffle caverneux. Deux capsules de gaïacol le 9 juillet; les vomissements persistent. Trois capsules le 10, pas de vomissements et un peu moins de toux. Le 11, le 12, le 13, réapparition des vomissements malgré la médication. Le 14, quatre capsules de gaiacol. Les vomissements cessent tout à fait. Les lésions toutefois continuent à faire des progrès, la fièvre hectique et les sueurs nocturnes persistent, l'émaciation s'accuse de plus en plus ainsi que l'état cachectique et la malade succombe le 5 octobre 1889.

Cette seconde série d'observations, prises au hasard

au milieu d'un grand nombre sensiblement analogues, me paraît suffisante pou établir les faits suivants : le gaïacol iodoformé n'arrête pas la marche des lésions tuberculeuses pulmonaires arrivées à la période de formation des cavernes; il n'arrête pas non plus l'agrandissement des ulcérations pulmonaires. Ce médicament toutefois est loin d'être inutile dans ces périodes de la phtisie puisqu'il diminue d'une part la fièvre et d'autre part l'expectoration. Il possède la propriété d'arrêter les vomissements consécutifs aux quintes de toux. Chez les sujets atteints de diarrhée, il diminue cette diarrhée et la fait même disparaître. Il arrêfe rapidement aussi les hémoptysies de la tuberculose pulmonaire. Dans une maladie aussi grave et aussi difficile à traiter que la tuberculose son emploi rend donc des services importants alors même que déjà la lésion pulmonaire est très avancée, puisqu'il permet l'alimentation des sujets atteints et qu'il eutrave la désassimilation résultant des vomissements et de la diarrhée.

§ II. LE GAIACOL IODOFOMÉ DANS LE TRAITEMENT DE LA BRONCHITE CHRONIQUE, DE LA DILATATION DES BRONCHES ET DE LA BRONCHORRHÉE.

Dans le traitement de la bronchite chronique, de la dilatation des bronches et de la bronchorrhée, le gaïacol iodoformé m'a toujours donné les meilleurs résultats. Il possède manifestement le pouvoir de diminuer les secrétions bronchiques, de faire disparaître leur fétidité et il guérit assez rapidemeut la bronchite chronique. Pour établir ces faits je ne veux pas rapporter ici un nombre aussi grand d'observetions dont la lecture serait fastidieuse. Toutes les observations que j'ai recueillies et qui sont au nombre de trente sont du reste sensiblement anologues. Je me contenterai donc des trois faits suivants :

Observation XIV. — P. 35 ans, manœuvre entre salle 15 n° 17, le 28 juin 1889. Père bien portant ; mère morte à 62 ans d'une pneumonie. Depuis l'hiver le malade est atteint d'une bronchite dont rien n'a pu le débarrasser. Il tousse beaucoup et expectore une grande quantité de crachats muco-purulents 250 grammes par 24 heures.

Il n'a pas de fièvre, pas de sueurs nocturnes, pas de vomissements ; il n'a pas craché de sang. Cependant il a maigri notablement bien que son appétit soit bien conservé, qu'il digère bien et n'ait pas de diarrhée. *Poitrine* En *avant* sonorité normale, un peu exagérée même des deux côtés ; ronchus graves et nombreuses sibillances également des deux côtés. En arrière sonorité normale, ronchus et sibillances ; à partir de l'angle inférieur de l'omoplate, gros râles humides très nombreux. Les crachats ont été examinés à plusieurs reprises et jamais on n'y a trouvé de bacilles de Koch. Le diagnostic de bronchite chronique a donc été porté.

A partir du 2 juillet le malade prend 4 pilules de gaïacol iodoformé. Il supporte très bien le médicament qui ne détermine aucun trouble du côté des voies digestives. Dès le 8 juillet on voit diminuer notablement et la toux et l'expectoration dont la quantité tombe à 150 grammes par 24 heures. De jour en jour cette amélioration s'accentue davantage ; le 10 il n'y a plus que 80 grammes de crachats et les gros râles muqueux de la partie postérieure des poumons ont disparu et sont remplacés par des ronchus et des sibillances. Le 12 juillet 45 grammes de crachats. Le 16, 28 grammes ; les ronchus et les sibillances ont notablement diminué en arrière ; ils ont disparu en avant. Le 25 le malade ne tousse presque plus, il ne crache que 18 grammes. Enfin le 25 il sort de l'hôpital, toussant encore de temps à autre mais sans expectorer et dans sa poitrine on n'entend plus aucun râle.

Observation XV. — M. R. habitant le Médoc, est venu me consulter le 2 juillet 1889 pour une toux qui date de deux ans et qui s'accompagne d'une expectoration abondante et muco-purulente. Le matin le malade tousse énormément et il est obligé de rendre une quantité de crachats qu'il estime à un grand verre, Ces crachats du matin ont une odeur fétide. Dans le reste de la journée et dans la nuit. M. R... tousse également et expectore aussi, mais la quantité de crachats rendus est moins considérable et ces crachats ne sont pas fétides comme ceux du matin.

L'appétit est bon, pas de vomissements après la toux, pas de diarrhée ; l'embonpoint s'est assez bien conservé, malgré la longue durée de la maladie. Jamais il n'y a eu d'hémoptysies. *Poitrine*, En *Avant*. Sonorité normale, Ronchus et sibillances, quelques gros râles muqueux ; En *arrière*. A *droite* vers l'angle inférieur de l'omoplate, souffle tubaire sur l'étendue d'une main, au dessous et au dessus ronchus, sibillances, râles muqueux à grosses bulles. A *gauche* souffle tubaire à la moitié de la hauteur de la fosse sous-épineuse, ronchus, sibillances, râles muqueux. Tout à fait à la base sur la hauteur de trois doigts, nouveau souffle tubaire. Sonorité normale dans toute l'étendue, à droite comme à gauche.

Le diagnostic porté a été : bronchite chronique avec dilatation des bronches et cavernes bronchectasiques. Toutefois afin d'éviter toute erreur, j'ai fait chercher à plusieurs reprises les bacilles dans les crachats et toujours le résultat a été négatif.

Le malade a été mis à l'usage du gaiacol iodoformé et j'ai conseillé de le continuer à la dose de quatre à six capsules par jour pendant un mois. Cette période écoulée, M. R... est revenu me voir et m'a donné les meilleures nouvelles. La toux et l'expectoration ont notablement diminué; la fétidité a disparu dans l'expertoration du matin qui est beaucoup moins abondante. L'examen de la poitrine a fait constater une grande diminution dans les ronchus, les sibillances et les râles muqueux; bien entendu le souffle tubaire persistait dans les régions ou je l'avais trouvé.

Depuis cette époque et sur mon conseil, M. R... a continué à prendre le gaiacol iodoformé. Il en prend seulement deux par jour et quatre jours par semaine et par ce moyen il a obtenu une grande diminution de sa toux et de son expectoration. La fétidité des crachats du matin ne s'est plus reproduite.

Observation XVI. — T..., 28 ans, arrimeur, entré salle 15, n° 6, le 1er juillet 1889. Le malade tousse depuis le mois d'avril; il expectore une grande quantité, 450 gramme des crachats séro-muqueux. Bien portant jusque là : pas d'antécédents héréditaires. Pas d'hémoptysies. A conservé à peu près son embonpoint. Pas de fièvre, pas de sueurs nocturnes; se sent cependant très fatigué. Pas de bacilles dans les crachats. Appétit conservé. *Poitrine*. Dans toute l'étendue sonorité normale. Ronchus, sibillances. Râles muqueux de tout volume. Le diagnostic porté a été bronchite généralisée avec bronchorrhée.

Le 5 juillet, quand j'ai pu avoir une notion suffisante de la quantité de crachats rendus en 24 heures, j'ai fait donner quatre capsules de gaïacol iodoformé par jour. Le médicament est bien toléré; il ne détermine aucun trouble du côté du tube digestif. Le 8, crachats 350 grammes; le 9, 400; le 10, 330; le 11, 300; le 12, 360; le 13, 250; le 14, 280; le 15, 300; le 16, 160. On constate une légère diminution dans les râles muqueux. Le 17, 180 grammes; le 18, 120; le 19, 200; le 20, 115; le 21, 90. Les râles muqueux ont presque totalement disparu; il reste des ronchus et des sibillances nombreux. Le 22, 112; le 23, 49; le 24, 60; le 25, 35; le 26, 17; le 27, 30. Les sibillances ont presque disparu; il ne reste guère que quelques ronchus graves disséminés. L'état général du sujet est beaucoup remonté, il dit avoir recouvré toutes ses forces et demande à quitter l'hôpital. Je le fais rester encore quelques jours et l'expertoration à peu près tarie, tombe à 12 et 15 grammes par 24 heures. Il quitte enfin l'hôpital ne conservant plus que quelques rares ronchus dans la poitrine.

Comme je le disais plus haut ces faits me semblent suffisants pour établir la valeur thérapeutique du gaïacol iodoformé dans le traitement de la bronchite chronique, de la bronchorrhée et de la dilatation des bronches ; ils parlent d'eux-mêmes et n'ont pas besoin d'être commentés.

CONCLUSIONS

Le gaiacol iodoformé rend les plus grands services dans le traitement de la tuberculose pulmonaire.

Au premier degré, il paraît arrêter l'évolution de la tuberculose et il semble agir de même au commencement du second degré, puisqu'il fait disparaître les craquements secs et même dans certains cas les craquements humides. Il diminue l'expectoration et la toux. Il arrête les hémoptysies et s'il existe des vomissements consécutifs aux quintes de toux, il les fait cesser. Il stimule aussi l'appétit et arrête la fièvre dans ces deux périodes du mal.

Au second degré, le gaiacol iodoformé n'arrête pas l'évolution de la phtisie, mais il ralentit sa marche, diminue encore l'expeétoration et la fièvre, stimule l'appétit et fait cesser les vomissements ainsi que la diarrhée. Les sueurs nocturnes sont aussi arrêtées par le médicament.

Au troisième degré, les mêmes effets s'observent au point de vue symptomatique, mais le gaiacol iodoformé n'arrête pas la marche des ulcérations pulmonaires.

Je ne puis dire que la guérison de la tuberculose soit obtenue à l'un ou à l'autre des degrés de la maladie, car pour affirmer cette guérison, il faut à mon sens avair suivi les malades pendant plusienrs années, peut-être au moins pendant dix ans et plus. Les statistiques thérapeutiques qui annoncent la guérison de la phtisie pulmonaire à la suite de l'usage de telle ou telle autre médication sont, suivant moi, dépourvues de toute valeur si les malades n'ont pas été suivis pendant le temps que je viens d'indiquer. Mais si je ne puis en me mettant dans ces conditions affirmer la guérison, je suis à même de dire que le gaiacol iodoformé arrête l'évolution du mal au premier degré et au commencement du second degré et qu'il rend de réels services pendant toute la durée de l'affection.

Dans la bronchite chronique, la dilatation des bronches et la bronchorrée, le gaïacol iodoformé amène la guérison, dessèche les bronches et fait disparaître la fétidité des crachats.

Par suite le gaïacol iodoformé me parait être un antiseptique précieux de l'appareil respiratoire.

Pour terminer je dirai que j'ai rencontré, rarement toutefois, des sujets chez qui l'administration du gaïacol iodoformé a déterminé une certaine fatigue de l'estomac et quelques nausées. Cependant chez ces sujets, en ayant soin de diminuer les doses et de ne donner tout d'abord et pendant plusieurs jours qu'une seule capsule j'ai pu assez rapidement établir la tolérance de l'estomac. Je portais ensuite la dose à deux capsules puis au bout d'une huitaine de jours à quatre. Jamais je n'ai eu de diarrhée après l'administration du médicament.

Bordeaux. — Imp. du Midi, 91, rue Porte-Dijeaux.

www.ingramcontent.com/pod-product-compliance
Ingram Content Group UK Ltd.
Pitfield, Milton Keynes, MK11 3LW, UK
UKHW020551230726
13925UKWH00006B/2522

9 782019 170301